应急安全
知识手册
公共卫生

侯家祥　李凤霞 / 主编
吕学强 / 副主编

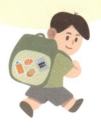

中国海洋大学出版社
·青岛·

图书在版编目（ＣＩＰ）数据

公共卫生 / 侯家祥，李凤霞主编 . — 青岛：中国
海洋大学出版社，2021.5（2023.10 重印）
　　（应急安全知识手册）
　　ISBN 978–7–5670–2820–3

Ⅰ . ①公… Ⅱ . ①侯… ②李… Ⅲ . ①公共卫生－卫
生管理－中国－手册 Ⅳ . ① R199.2–62

中国版本图书馆 CIP 数据核字 (2021) 第 085791 号

出版发行	中国海洋大学出版社
社　　址	青岛市香港东路23号　　邮政编码　266071
出版人	杨立敏
网　　址	http://pub.ouc.edu.cn
订购电话	0532–82032573（传真）
责任编辑	王　晓
印　　制	青岛海蓝印刷有限责任公司
版　　次	2021年6月第1版
印　　次	2023年10月第2次印刷
成品尺寸	120 mm × 185 mm
印　　张	2.75
字　　数	48千
印　　数	5001—7000
定　　价	18.00元

发现印装质量问题，请致电0532-88785354，由印刷厂负责调换。

应急安全知识手册

编委会

主　任　肖　鹏

编　委　（按姓氏笔画排序）

　　　　王　钰　　王庆红　　云霄鹏

　　　　叶伟江　　田　琳　　孙　慧

　　　　吕学强　　刘文菁　　刘桂法

　　　　李凤霞　　赵　磊　　侯家祥

　　　　夏庆刚　　程咸勇

目录

传染病的认知、防控和救护

从鼠疫、霍乱，到如今的新型冠状病毒肺炎，人类曾受到多种传染病的困扰，可以说人类发展史也是人类与传染病做斗争的历史。

那么，到底什么是传染病呢？我们应该如何做好防控和救护呢？

一　传染病的基础知识

传染病是由病原体引起的能在人与人、动物与动物或人与动物之间相互传播的一类疾病。

根据疾病的传播方式、速度及其对人类危害程度的不同，中国目前的法定报告传染病分为甲、乙、丙三类（表 1-1），此外，还包括国家卫生健康委决定列入乙类、丙类传染病管理的其他传染病和按照甲类管理开展应急监测报告的其他传染病。

表 1-1　甲、乙、丙三类传染病

分类	疾病名称
甲类 （2种）	鼠疫、霍乱
乙类 （27种）	传染性非典型肺炎、艾滋病、病毒性肝炎、麻疹、狂犬病、结核病、百日咳、新生儿破伤风、登革热、伤寒和副伤寒、疟疾、人感染 H7N9 禽流感、炭疽、人感染高致病性禽流感、流行性脑脊髓膜炎、白喉、猩红热、布鲁氏菌病、淋病、梅毒、钩端螺旋体病、血吸虫病、细菌性和阿米巴性痢疾、新型冠状病毒肺炎、流行性出血热、流行性乙型脑炎、脊髓灰质炎
丙类 （11种）	流行性感冒、流行性腮腺炎、风疹、手足口病、急性出血性结膜炎、麻风病、流行性和地方性斑疹伤寒、黑热病、包虫病、丝虫病、感染性腹泻病

　　传染病在人群中流行的过程，即病原体从感染者排出，经过一定的传播途径，侵入易感者机体而形成新的感染，并不断发生、发展的过程（图 1-1）。

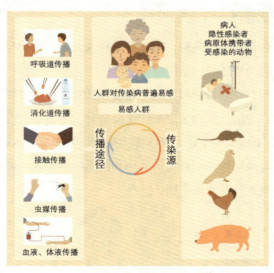

图 1-1　传染病流行的基本条件

下面以呼吸道传染病、肠道传染病和其他传染病为分类，介绍一下常见传染病的症状、预防和治疗等。

二 常见呼吸道传染病

呼吸道传染病的病原体存在于病人的呼吸道，当病人大声说话、咳嗽或打喷嚏时，病原体可以随着气流流动到周围的空气中，其他易感染者吸入后致病（图1-2）。

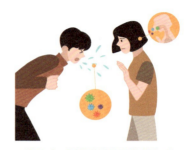

图1-2 呼吸道传染病传播方式

通过呼吸道传播的疾病有流行性感冒、新型冠状病毒肺炎、人感染高致病性禽流感、流行性腮腺炎、水痘、麻疹、结核病、猩红热、幼儿急疹等。

（一）流行性感冒

流行性感冒简称流感，是由甲、乙、丙三型流感病毒分别引起的急性呼吸道传染病。甲型流感病毒常以流行形式出现，引起世界性流感大流行。乙型流感病毒常常引起流感局部暴发。丙型流感病毒主要以散在形式出现，一般不引起流感流行。每年流感传染的人数在千万人级别以上。

1. 症状

流感是一种病毒性感染，主要影响鼻、喉、支气管，并偶尔影响肺部。感染通常持续约一周，特征是突发高热、肌肉酸痛、头痛、干咳、喉痛和鼻炎。一般感冒和流感的区别见图1-3。

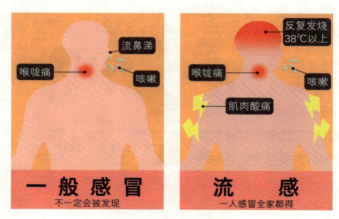

一般感冒
不一定会被发现

流感
一人感冒全家都得

图 1-3　一般感冒和流感的区别

2. 预防与治疗

科学预防是关键。接种流感疫苗是预防流感最有效的手段（图1-4）。另外，保持良好的个人卫生习惯是预防流感等呼吸道传染病的重要手段。

> **小提示**
>
> 老年人、儿童、孕妇、慢性病患者和医务人员等流感高危人群，应该每年接种流感疫苗。

出现流感症状的轻症患者，可以自行居家隔离，避免与他人密切接触，注意房间通风，充分休息，多饮水及摄入易于消化和富有营养的食物，一般会在 7 天左右康复。如果体温过高，需要进行物理降温。一旦出现高热不退，伴有剧烈咳嗽、呼吸困难等症状，应及时就诊。

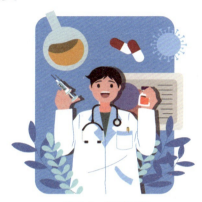

图 1-4　接种疫苗

（二）新型冠状病毒肺炎

冠状病毒是一个大的病毒家族，已知可引起感冒、中东呼吸综合征（MERS）和严重急性呼吸综合征（SARS）等疾病。新型冠状病毒是一种先前从未在人类中发现的冠状病毒（图 1-5）。世界卫生组织称新型冠状病毒肺炎为"具有全球大流行特征"的传染病。

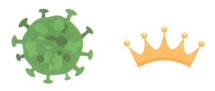

图 1-5　冠状病毒的得名

1. 症状

基于目前的流行病学调查，新型冠状病毒肺炎（后称"新冠肺炎"）的潜伏期为1—14天，多为3—7天。据此，将新冠肺炎密切接触者医学观察期定为14天。

（1）轻型。轻型患者临床症状轻微，仅表现为低热、轻微乏力等，影像学未见肺炎表现。见图1-6。

（2）普通型。普通型患者具有发热、咳嗽等症状，影像学可见肺炎表现。见图1-6。

（3）重型。重型患者多在发病一周后出现呼吸困难和／或低氧血症，病程中可为中低热，甚至无明显发

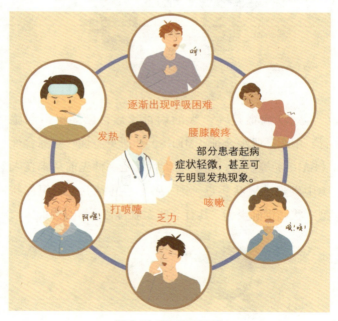

逐渐出现呼吸困难

腰膝酸疼

发热

部分患者起病症状轻微，甚至可无明显发热现象。

打喷嚏

咳嗽

乏力

图1-6　新冠肺炎症状

热（图1-6）。

（4）危重型。危重型患者可快速发展为急性呼吸窘迫综合征、脓毒症休克、难以纠正的代谢性酸中毒和出凝血功能障碍，病程中可为中低热，甚至无明显发热。

2. 科学防护

针对新冠肺炎，药物和疫苗研发都在进行中。由于人群普遍易感，病毒传染性较强，给人民群众的生命安全带来巨大威胁，所以应做好科学防护，并及时接种疫苗。

（1）口罩。飞沫传播是新冠肺炎的主要传播途径，因此，应选择合适的口罩类型并正确佩戴（图1-7）。可选择一次性使用医用口罩、医用外科口罩、KN95 /

孕妇佩戴防护口罩，应注意结合自身条件选择舒适度高的产品。

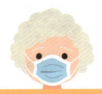
老年人及心肺疾病患者佩戴口罩后会有不适感，甚至使原有病情加重，应寻求医生的专业指导。

婴幼儿不宜戴口罩，易引起窒息，应尽量避免外出。

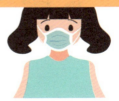
儿童脸小，应选择儿童防护口罩。

图1-7　特殊人群佩戴口罩的方法

N95 防护口罩、医用防护口罩。

（2）勤洗手，保持良好的卫生习惯。手是新冠肺炎间接接触传播最常见的媒介。勤洗手（图 1-8）是预防病毒传播的重要措施，如果手未洗净，绝不接触食物或者口、鼻、眼。

掌心相对，手指并拢，相互揉搓。

手心对手背，沿指缝相互揉搓，两手交换进行。

掌心相对，两手手指相互交叉揉搓。

一只手的手指弯曲，关节在另一只手的掌心旋转揉搓，两手交换进行。

一只手握住另一只手的大拇指旋转揉搓，两手交换进行。

一只手的五个指尖并拢放在另一只手的掌心旋转揉搓，两手交换进行。

一只手握住另一只手腕旋转揉搓，两手交换进行。

图 1-8 七步洗手法

咳嗽或打喷嚏时用清洁的纸巾遮掩口鼻，若一时来不及拿纸巾遮掩，可用手肘弯的衣服遮挡口鼻。把咳嗽或打喷嚏时用过的纸巾放入有盖的垃圾桶内。

进餐提倡用公勺、公筷或分餐，不共用毛巾、水杯、餐具等。

（3）正确消毒。消毒对于阻断间接传播非常必要，但一定要适度，应避免给身体带来危害、给环境带来长期污染风险。优先考虑物理方法消毒，如用开水消毒。另外，可以科学、合理地使用消毒剂。可用的消毒剂有75%的酒精、84消毒液等。当使用化学消毒剂进行室内空气消毒时，要确保无人。对人体大量喷洒消毒剂，包括强迫人通过消毒通道，可能使消毒剂经呼吸吸入、经皮肤吸收，有损害人体健康的风险。

（4）保持居室清洁，勤通风。保证下水道通畅，被病毒污染的下水道可能是一个新的传染源，保持下水道通畅极为重要。室内温度适宜时，尽量采用自然通风。

（5）要减少外出活动。避免去疾病正在流行的地区；疾病流行期间不走亲访友和聚餐，尽量在家；不去人员密集的公共场所活动，尤其是空气流动性差的地方。

（6）平衡膳食，适度运动。新型冠状病毒感染引起的肺炎与其他病毒引起的肺炎类似，其治疗方式主要为对症治疗、提高自身免疫力。平衡膳食、适度运动是提高自身免疫力的重要方式。

（三）人感染高致病性禽流感

人感染高致病性禽流感是由禽甲型流感病毒某些亚型中的一些毒株（如 H5N1、H7N7）引起的人类急性呼吸道传染病。

1. 症状

不同亚型的禽流感病毒感染人后，可引起不同的临床症状。以 H5H1 禽流感为例，H5N1 禽流感的潜伏期在 7 天以内，表现为流感症状，包括发热、咳嗽，可伴有头痛、肌肉酸痛和全身不适，也可以出现流涕、鼻塞、咽痛等，较重者会出现胸闷、呼吸困难、持续高温等症状。

2. 预防与治疗

根据现有研究，携带病毒的禽类是人感染禽流感的主要传染源，因此防护措施主要有减少与活禽或病死禽的接触；注意个人卫生，勤洗手，保持环境卫生；在食用禽类时，使用正确的加工烹饪方式等。见图 1-9。

若出现相关症状，并且食用过未煮熟的禽肉、去过禽流感疫区或者接触过病禽，建议迅速就医。

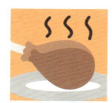

食用家禽时要彻底煮熟，其中心部分须在70℃持续烹煮至少2分钟。

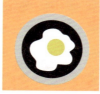

要避免食用生鸡蛋，煮鸡蛋需待其蛋黄及蛋白都变得坚实方可食用。

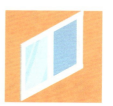

保持室内空气流通、清洁。

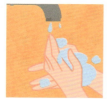

不接触病鸡及其粪便。处理活鸡、解冻生鸡或鸡蛋后，要用肥皂或清洁液彻底洗净双手。

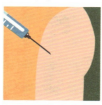

注射流感疫苗。

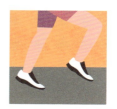

平时加强体育锻炼，多休息，避免过度劳累。

图1-9　预防禽流感的方法

（四）流行性腮腺炎

流行性腮腺炎，俗称"痄腮"，是由腮腺炎病毒感染引起的急性呼吸道传染病，在腮腺肿胀时传染性最强，常见于儿童和青少年。腮腺炎病毒主要侵犯腮腺。腮腺位于两侧面颊部耳垂的周围。除腮腺外，腮腺炎病毒也可侵犯其他组织和器官，如胰腺、性腺、脑组织和心脏等。

1.症状

发病时，表现为腮腺肿痛，即一侧或两侧以耳垂为中心，向前、后、下肿大，肿大后的腮腺表面发热，有触痛（图1-10）。一般在7—10天消退。

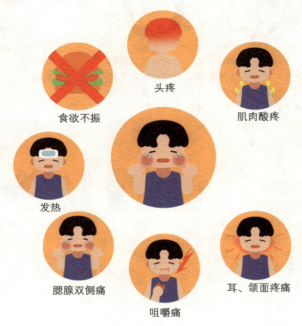

食欲不振

头疼

肌肉酸疼

发热

腮腺双侧痛

咀嚼痛

耳、颌面疼痛

图1-10　流行性腮腺炎症状

2. 治疗

患者需要隔离，卧床休息，直到腮腺肿胀完全消退，注意口腔清洁，饮食清淡，保证水分的摄入。中药治疗多用清热解毒、软坚消痛等制剂口服，局部敷用消肿止痛药。如果患者体温高于38.5℃，可以用解热镇痛药物。

3. 预防

（1）在腮腺炎流行时，尽量不到人群密集的场所去，更不要与已患有腮腺炎的儿童一起玩耍或聚会。

（2）教室要注意通风，保持空气流通，可用 0.2% 过氧乙酸或其他消毒剂消毒。

（3）养成良好的个人卫生习惯，多参加体育锻炼，增强体质。

（4）学校要定期排查，增加晨检，做好健康教育；发现可疑病例及时进行医学观察；出现疫情，要及时报告当地卫生健康机构，并做好活动场所消毒，同时尽早对易感人群进行含腮腺炎成分疫苗的应急接种工作。

（5）对接触过传染期流行性腮腺炎病人的易感者（既往未患病或未接种过疫苗者）要密切观察。如果接触了腮腺炎病人，需要隔离观察 3 周。

（五）水痘

水痘是由水痘－带状疱疹病毒初次感染引起的急性传染病，主要发生于婴幼儿和学龄前儿童，成人也会发病，其发病症状比儿童的更严重。

1. 传播途径

水痘在冬、春季多发，传染力强，水痘患者是唯一的传染源。从前期出现小红疹的 1—2 天直到皮疹干燥结痂，这段时间内水痘患者均具有传染性。接触或飞沫吸入均可传染。

2. 症状

以发热及皮肤和黏膜成批出现周身性红色疱疹为特

征。皮疹主要分布于胸、腹、背，少量分布于四肢（图1-11）。

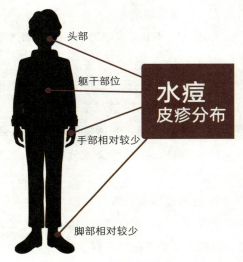

头部

躯干部位

水痘
皮疹分布

手部相对较少

脚部相对较少

图 1-11　水痘皮疹分布

3. 治疗和预防

同其他传染病一样，水痘患者也需要隔离。要对患者的衣服、被褥、毛巾、敷料、玩具、餐具进行消毒。患者还要勤换衣、被，保持皮肤清洁。要定时开窗，保证空气流通。

注意不要抓破面部的痘疹，以免引起化脓感染（图1-12），若病变损伤较深，有可能留下瘢痕。为了防止这一情况发生，要把指甲剪短，保持手的清洁。

如有发烧情形，最好以物理退烧法为主。吃富有营养、易消化的食物，多喝温水，多食新鲜果蔬。注

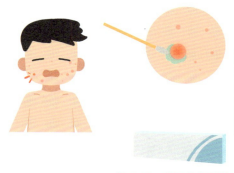

水痘被抓破以后，一定要用消毒棉签进行擦拭，将疱液擦干，可以涂抹软膏预防感染。

图1-12 消毒棉签擦拭

意病情变化，如发现患者出疹后持续高热不退、咳喘，或呕吐、头痛、烦躁不安、嗜睡、惊厥时应及时带患者就医。

水痘的预防方式是接种水痘疫苗，凡是没有水痘史的儿童、青少年及成年人均应接种。

（六）麻疹

麻疹是儿童常见的急性传染病之一，其传染性很强。

1. 症状

感染麻疹之后，有将近两周的潜伏期，会出现发热、咳嗽、口腔黏膜斑等症状，发热3天后会出现红色斑丘状皮疹，从耳后、头面部向全身扩散。一般持续5—6天逐渐消退，皮肤上会有脱屑，也会有色素沉着。

2. 预防

（1）对病人应隔离，对接触者医学观察3周。

（2）给病室通风换气，充分利用日光或紫外线照射；医护人员离开病室后洗手、更换外衣后方可接触易感者。

（3）接种疫苗是预防麻疹的最佳手段。

（七）结核病

结核病是由结核杆菌引发的慢性传染病，主要侵犯肺部，称为肺结核病，也是我国发病、死亡人数较多的重大传染病之一。

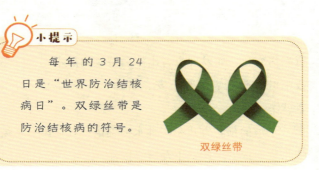

💡 **小提示**

每年的3月24日是"世界防治结核病日"。双绿丝带是防治结核病的符号。

双绿丝带

1. 症状

临床上常有胸闷、胸痛、午后潮热、夜间盗汗、全身无力、食欲减退、体重减轻等症状，其典型症状是咳嗽、咳痰超过2周或咯血（图1-13）。

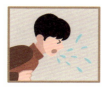
持续咳嗽

咳血

消瘦

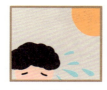
午后潮热

盗汗

图 1-13　结核病症状

2. 预防与治疗

结核病的易感人群为免疫系统较弱者，如老人、婴儿、艾滋病患者、糖尿病患者、与结核病患者密切接触者。在结核病常见的地区生活或工作的人群，应进行潜伏性结核感染筛查。应锻炼身体，不随地吐痰，养成良好的卫生习惯。

若出现结核病的相关症状，要立即就医，并向医生如实说明情况。药物治疗是结核病治疗的基石，与其他类型细菌感染相比，结核病的治疗需要更长的时间，具体治疗时间与患者本身恢复的情况有关。

（八）猩红热

猩红热是溶血性链球菌所引起的急性呼吸道传染病。猩红热一年四季均可发生，发病者以 3—8 岁儿童为主。

1. 症状

本病潜伏期2—5天,起病急剧,临床特征为发热、咽峡炎、全身弥漫性鲜红色皮疹和疹退后明显的脱屑等(图1-14)。

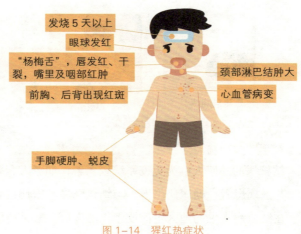

发烧5天以上

眼球发红

"杨梅舌",唇发红、干裂,嘴里及咽部红肿

前胸、后背出现红斑

颈部淋巴结肿大

心血管病变

手脚硬肿、蜕皮

图1-14 猩红热症状

2. 治疗

在猩红热高发季节,尤其是周围出现猩红热病人时,家长要密切关注儿童的身体状况,一旦发现儿童出现发热或皮疹,应及时将其送往医院进行诊断和治疗。

患儿应注意卧床休息,住院治疗或居家隔离,不要与其他儿童接触。患儿居室要经常开窗通风换气。患儿使用的食具应煮沸消毒,用过的手绢等要用开水煮烫。

(九)幼儿急疹

幼儿急疹也被称为"烧疹",是婴幼儿时期一种常见的病毒性出疹性疾病，主要发生于 2 岁以内的婴幼儿，尤其以 1 周岁以内的婴儿患病为多。幼儿急疹的传染性较弱，一人一生只得一次。

1. 症状

一般在发热 3—5 天后热度突然下降，皮肤出现玫瑰红色的斑丘疹，病情减轻，如无并发症可很快痊愈（图 1-15）。

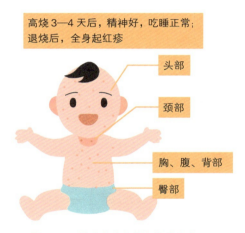

高烧 3—4 天后，精神好，吃睡正常；退烧后，全身起红疹

头部

颈部

胸、腹、背部

臀部

图 1-15　幼儿急疹症状和皮疹分布

2. 治疗

轻型患儿可卧床休息。家长要给患儿适量水分、营养丰富、易消化的食物；患儿出现高热时可给予物理降温或小量退热剂。

对免疫缺陷的婴幼儿或者严重的病例，则需要送医院进行抗病毒治疗。

三 常见肠道传染病

我们的饮用水、食物如果被病毒和细菌所污染，那么病原体会经过口腔进入肠道。这些病原体在肠道内繁殖，破坏肠黏膜，会引起肠道功能紊乱和损害，严重影响身体健康。这样的传染病就是肠道传染病。

（一）霍乱

霍乱是因摄入的食物或水受到霍乱弧菌污染而引起的一种急性腹泻性传染病（图 1–16）。病发高峰期在

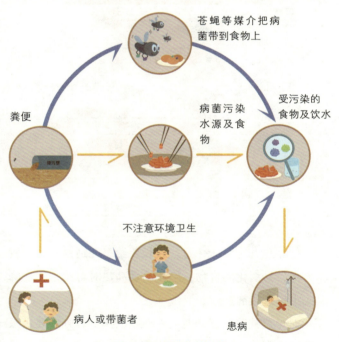

苍蝇等媒介把病菌带到食物上

病菌污染水源及食物

受污染的食物及饮水

粪便

不注意环境卫生

病人或带菌者

患病

图 1–16　霍乱传播途径

夏季，由于霍乱造成严重腹泻，能让人在数小时因腹泻导致脱水甚至死亡。

1. 症状

大多数情况下，感染会造成轻度腹泻或根本没有症状，典型的症状表现为剧烈的无痛性水样腹泻，严重的一天腹泻十几次。感染霍乱后，如果治疗不及时或不恰当，会引起严重脱水导致死亡。

2. 治疗和预防

只要及早发现，及时补充水分与电解质溶液，合理使用抗生素，治疗霍乱并不困难。

霍乱病人要按甲类传染病隔离治疗。危重病人应先就地抢救，待病情稳定后在医护人员陪同下送往指定的隔离病房。确诊后与疑似病例分开隔离并进行治疗。

预防主要是注意个人卫生、饮食卫生和饮水卫生，防止病从口入。使用霍乱疫苗也是预防措施之一。口服rBS-WC霍乱疫苗可以提供较好、较持久的保护作用。

（二）手足口病

手足口病是肠道病毒引起的常见传染病之一，在夏秋季比较常见，不同年龄组均可感染发病，以5岁及以下儿童为主，尤以3岁及以下儿童发病率最高。

1. 症状

手足口病发烧后出的皮疹有"四不像"——不像蚊虫咬、不像药物疹、不像口唇牙龈疱疹、不像水痘，还有"四不"特征——不痛、不痒、不结痂、不结疤。

手足口病的症状见图 1–17。

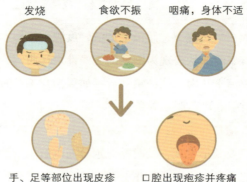

图 1–17　手足口病的症状

2. 治疗和预防

预防手足口病症应常记"十五字口诀"（图 1–18）。

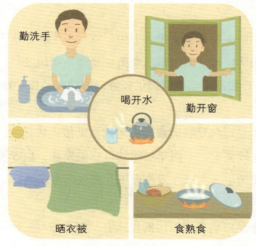

图 1–18　预防手足口病

肠道病毒71型灭活疫苗（又称"EV71型手足口病疫苗"）由我国自主研发，可有效预防EV71感染引起的手足口病和其他相关疾病，但不能预防其他肠道病毒感染引起的手足口病。

有疑似手足口病的患儿，首先要到医院确诊，遵医嘱进行治疗，在饮食上，多吃易消化的食物，多补充维生素。患儿如果出现发烧症状，家长注意为患儿降温，多观察其精神状况。患儿如果出现精神萎靡、肢体阵发性抖动或者烦躁不安等情况，家长需要警惕病情恶化，及时带患儿到医院治疗。

（三）伤寒

伤寒是由伤寒杆菌引起的急性肠道传染病，又称为肠热病。该病常见于夏季和秋季。

1. 症状

伤寒的典型症状主要有持续性高热、玫瑰疹、肝脾肿大、消化系统症状及神经系统中毒症状，但近年来临床表现呈不典型和轻型化。

2. 治疗与预防

如果患者症状符合伤寒症状，需要立即就医，以免引起严重的肠出血和肠穿孔。伤寒患者在恢复期间可以多食用一些流质或半流质食物，如米粥、蛋羹、鱼汤、肉汤、菜泥、果汁等。

注意饮食卫生，便后及接触食物前必须洗手，不喝生水，不吃腐败变质食物，不食用不洁食物，不随地大小便，不乱倒垃圾。

（四）细菌性痢疾

细菌性痢疾是指痢疾杆菌感染而导致的肠道传染病。

1. 症状

细菌性痢疾主要症状有发热、腹痛、腹泻、黏液便、脓血便，可伴有全身毒血症症状，严重者可出现感染性休克。

2. 治疗与预防

治疗采取抗菌药、退热药，同时要注意补充液体，严重时进行静脉注射。慢性痢疾病程较长，需要选用副作用少的抗菌药。

因为痢疾杆菌通常是由口而入，所以平时一定要注意个人卫生，养成饭前便后洗手的习惯，对于体质较差的人群要着重保护。当发现有疑似痢疾症状时要及时就医，以免延误病情。

（五）小儿秋季腹泻

小儿秋季腹泻，常见于 5 岁以下儿童，多数由轮状病毒感染所致。

1. 症状

最初是明显感冒症状，紧接着腹泻、呕吐，伴有发烧，大便蛋花汤样或水样。

2. 治疗和预防

本病为自限性疾病，自然病程为 3—8 天。护理方法见图 1-19。

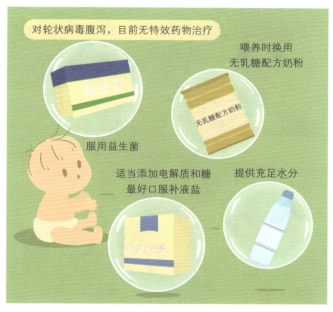

对轮状病毒腹泻，目前无特效药物治疗

喂养时换用
无乳糖配方奶粉

益生菌

无乳糖配方奶粉

服用益生菌

适当添加电解质和糖
最好口服补液盐

提供充足水分

图 1-19　护理方法

本病的预防以消毒为主，喂养幼儿的器皿保持清洁，每次用后及时消毒。不要让幼儿经常吃生冷食品，最好煮熟食物再吃，不要经常带幼儿去人群密集的地方，减少感染病毒的风险。

（六）甲肝

甲型病毒性肝炎，简称甲型肝炎、甲肝，是由甲型肝炎病毒引起的，以肝脏炎症病变为主的传染病。随着灭活疫苗在全世界的使用，甲型肝炎的流行已得到有效的控制。

1. 症状

症状见图 1-20。

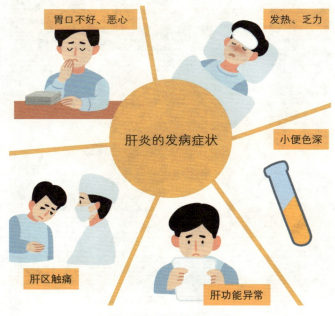

图 1-20　甲型肝炎的症状

2. 治疗和预防

甲型肝炎是自限性疾病，治疗以支持治疗为主，辅以适当药物，避免饮酒、疲劳和使用损肝药物。强调早期卧床休息，至症状明显减退，可逐步增加活动量，以不感到疲劳为原则。见图 1-21。

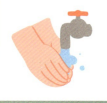

坚持餐前、便后或外出返家后用肥皂洗手

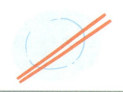

提倡使用公筷或分食制

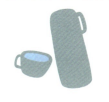

外出活动自带杯子

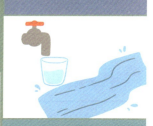

不喝生水

不吃不洁食物

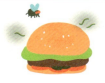

图 1-21　如何预防肝炎

💡 **小提示**

　　对一些自身易携带致病菌的食物如螺蛳、螃蟹，尤其是能富集甲肝病毒的水产品，食用前一定要煮熟、蒸透，杜绝生吃、半生吃以及腌制后直接食用等不良饮食习惯。

（七）脊髓灰质炎

　　脊髓灰质炎又名小儿麻痹症，是由脊髓灰质炎病毒引起的一种急性传染病。患者多为 1—6 岁儿童。

1. 症状

脊髓灰质炎患者临床表现多样，从无症状，到普通症状的发热、咽痛和肢体疼痛等。病情严重者可发生弛缓性麻痹、呼吸肌肉麻痹。见图 1-22。

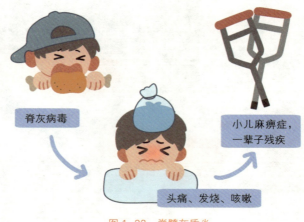

脊灰病毒

小儿麻痹症，一辈子残疾

头痛、发烧、咳嗽

图 1-22 脊髓灰质炎

2. 预防

所有儿童按照免疫规划程序，及时接种脊髓灰质炎疫苗。

（八）感染性腹泻病

感染性腹泻指各种病原体肠道感染引起的腹泻，这里仅指除霍乱、细菌性和阿米巴性痢疾、伤寒和副伤寒以外的感染性腹泻，为《中华人民共和国传染病防治法》中规定的丙类传染病。其流行面广，发病率高，是危害人民身体健康的重要疾病。

1. 症状

恶心、呕吐、腹痛、腹泻，通常持续1—2天。

2. 治疗

治疗感染性腹泻，一般是对症治疗，尤其是注意改善中毒症状及纠正水电解质紊乱。通常患者只需卧床休息并饮用足量的水分（如口服补液盐溶液）即可。如果呕吐或腹泻持续时间较长或有严重脱水，有必要进行静脉补液。呕吐剧烈时可加用止吐药。通常不建议儿童使用止吐药和止泻药。此类病人多有营养障碍，如病情允许，应继续进食（喂养）适宜的食物。必要时给予相应的病原治疗。

小提示

由于抗生素可能会引起腹泻或促进耐药菌生长，即使感染性腹泻病的致病菌已经明确，通常也不建议使用抗生素；对于病毒感染所致的感染性腹泻病，抗生素并无效果。

3. 预防

（1）不要喝来源不明的水，喝煮开的水，避免食用冰块。

（2）尽量不要吃凉菜，不吃路边摊食物。

（3）水果要用干净的水冲洗干净，并甩干表面的残余水，或者去皮后食用。

（4）勤用肥皂和水洗手，特别是在进食前及如厕后洗手；如果没有肥皂和水，使用免冲洗的洗手液洗手。

（5）某些腹泻可以通过注射疫苗进行预防。

四 / 其他

除了常见呼吸道传染病和常见肠道传染病，还有其他传染病，如乙型肝炎、艾滋病、淋病、梅毒、流行性出血热、流行性乙型脑炎、狂犬病、布鲁氏菌病、鼠疫、急性出血性结膜炎、沙眼、登革热、埃博拉出血热等。

（一）乙型肝炎

乙型肝炎，简称乙肝，是由乙肝病毒引起的传染病，感染乙肝病毒后，容易形成慢性感染状态，对肝脏造成持续性损伤。

1. 传染源及传播途径

乙肝患者和乙肝病毒携带者是本病的主要传染源。病毒可通过母婴、血和血液制品、破损的皮肤黏膜及性接触传播。

> **小提示**
>
> 乙肝病毒不能通过蚊虫传播，与乙肝病毒携带者一同吃饭也不会传染乙肝病毒，而甲肝可以通过食物和水来传播。

2. 症状

乙肝起病隐匿，主要症状为全身乏力、疲乏、厌食、腹部不适，少数病人有恶心、呕吐症状。无黄疸或轻度黄疸，检查可发现肝、脾肿大，压痛，少数病人有肝区疼痛。

3. 预防

接种乙肝疫苗是预防乙肝最安全、有效的措施。我国实施新生儿免费接种乙肝疫苗，全程免疫需按 0、1、6 月龄免疫程序接种 3 针，其中第 1 针应在出生后 24 小时内尽早接种。

除新生儿外，成年高风险人群如医务人员、经常接触血液及血液制品人员、托幼机构工作人员、免疫功能低下者、职业易发生外伤者、乙肝病毒表面抗原阳性者的家庭成员、男性同性性行为者也应该接种乙肝疫苗。

小提示

每年 7 月 28 日是世界卫生组织确定的"世界肝炎日"。

（二）艾滋病

艾滋病，全称是"获得性免疫缺陷综合征"，是由艾滋病病毒即人类免疫缺陷病毒（HIV）引起的一种病死率极高的恶性传染病。

艾滋病离我们的生活并不遥远。艾滋病是一种危害大、死亡率高的严重传染病，目前不可治愈、无疫苗预防。

1. 传播途径

艾滋病的主要传播途径见图1-23。

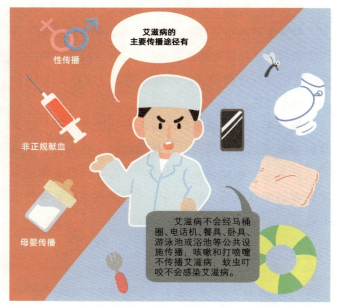

图1-23　艾滋病主要传播途径

2. 症状

病毒会缓慢破坏人的免疫系统，若不坚持规范治疗，发病后病情发展迅速。

在感染艾滋病病毒的前几周，患者可能出现头痛、发热、咽痛、皮疹等症状。随着艾滋病加重，患者可能会出现其他体征和症状，如体重减轻、腹泻、咳嗽、淋巴结肿大等，可能会产生结核病、恶性肿瘤等。

3. 治疗与预防

虽然全世界众多医学研究人员付出了巨大的努力，但至今尚未研制出根治艾滋病的特效药物，也没有可用于预防的有效疫苗。

红丝带是世界艾滋病防治标志，见图 1-24。

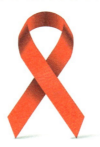

图 1-24　红丝带是世界艾滋病防治标志

（1）性病可增加感染艾滋病病毒的风险，必须及时到正规医疗机构诊治。

（2）共用注射器、静脉吸毒是感染和传播艾滋病的高危险行为，要拒绝毒品，珍爱生命。

（3）感染艾滋病病毒的妇女要慎重怀孕，感染了艾滋病病毒的孕产妇应及时采取医学手段阻止艾滋病病毒传给婴儿。

（4）坚持正确使用合格的安全套，可大大减少感染和传播艾滋病的危险。

（5）不慎与别人共用针头和针管，与不熟悉的异性发生没有保护措施的性行为后，要及时到医疗卫生机构检查。

（三）淋病

淋病是淋病奈瑟菌（简称淋菌）引起的以泌尿生殖系统化脓性感染为主要表现的性传播疾病，是一种古老而又常见的性传染病。

1. 症状

淋病的症状见图 1–25。

男性患者

排尿时有灼热感。阴茎头排出黄色、白色或绿色分泌物。睾丸疼痛、肿胀。排尿较平时频繁。

女性患者

女性患者较少出现淋病症状，即使出现症状，也通常比男性患者更轻微，容易将其误认为膀胱感染。比如：阴道分泌物多于平常，排尿时疼痛，经期之间阴道出血，性交后出血，性交时疼痛，腹部或盆腔疼痛。

图 1–25　男性淋病患者和女性淋病患者症状

2. 治疗和预防

淋病属于性病的一种，一般患者患病后不愿就医，导致病情加重，所以对于淋病的治疗，首先就是在出现症状的第一时间就医诊断，确诊后立即治疗。

对于淋病的预防，要洁身自好，避免不安全的性行为，性生活使用安全套。对于患者的生活用品，要注意隔离消毒，防止交叉感染。在淋病患者症状发作期间或其确诊前2个月内与其有过性接触的所有伴侣，都应该进行检查。

（四）梅毒

梅毒是由梅毒螺旋体引起的慢性、系统性的性传播疾病。

1. 症状

临床上可表现为一期梅毒、二期梅毒、三期梅毒和潜伏梅毒，以阴部糜烂、外发皮疹、筋骨疼痛、皮肤起核而溃烂、神情痴呆为主要表现。

2. 治疗

出现梅毒疑似症状，应该去医院就诊。梅毒不能自愈，患者和性伴侣都要接受严格的检查和治疗。目前青霉素类为治疗梅毒的首选药物，具体用药需要遵从医嘱。无论如何用药，首要原则都是早期发现，及时正规治疗。

3. 预防

避免不洁性生活，养成良好的卫生习惯，不到无卫生保障的公共浴池洗澡，不与人共用手巾、剃刀、餐具等。严禁共用注射器，避免不卫生文身。婚前和产前进行检查，防止胎传梅毒发生。

（五）流行性出血热

流行性出血热又称肾综合征出血热，是由汉坦病毒引起的以发热、出血和肾脏损伤为主要临床表现的传染病。

1. 症状

流行性出血热起病很急，可出现发热、头痛、腰痛、眼眶痛以及恶心、呕吐、胸闷、腹痛、全身关节痛等；脸、颈和上胸部皮肤发红，眼结膜充血，同时伴有肾脏损伤。

2. 治疗

对于流行性出血热，遵从早发现、早休息、早治疗、就近治疗的原则，当出现上述症状时，立即到医疗机构确诊和治疗。

3. 预防

因为汉坦病毒的主要宿主是小型啮齿动物（如鼠），所以预防流行性出血热首先注意灭鼠（图1-26），家庭灭鼠首选粘鼠板、鼠夹或鼠笼，可使用面包、花生等诱饵。

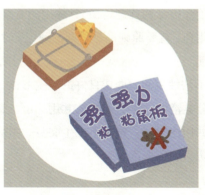

图1-26　注意灭鼠

其次，整治环境卫生，及时清理垃圾、杂物，消除鼠类栖息、活动的场所，门不留缝，窗要有网，用鼠类不易咬穿的物料堵塞各类孔洞，避免鼠类的侵入。

加强餐具卫生，避免被鼠类排泄物污染，餐具使用前充分清洗、消毒。注意粮食、饮水和食品的保存，在食用前充分加热。在野外或田间活动时，不要直接用手接触鼠类及其排泄物，不在草地或草堆上坐卧。如果手、脚有皮肤破损，及时消毒、包扎。

（六）流行性乙型脑炎

流行性乙型脑炎（简称"乙脑"），又称日本乙型脑炎，是由乙脑病毒引起的中枢神经系统损伤的急性传染病，是一种人畜共患病。

1. 传播

乙脑病毒主要通过库蚊传播，在猪等家畜和涉水禽鸟等储存宿主与扩增宿主间循环，见图 1-27。

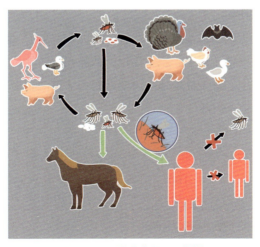

图 1-27　乙脑病毒循环及传播

2. 症状

乙脑潜伏期为4—14天，发病初期主要表现出发热、头痛，有恶心、呕吐、嗜睡等症状，若未得到及时规范治疗，随后2—3天可能出现意识障碍、惊厥或抽搐以及呼吸衰竭等严重症状，部分病例可留下神经系统后遗症或因呼吸衰竭死亡。

3. 治疗

应结合病例流行病学史、临床表现及特异性实验室检测结果进行乙脑诊断。乙脑目前无特效的抗病毒药物，主要是开展积极对症、支持和综合治疗及护理，重点处理高热、抽搐和呼吸衰竭等危重症状。

4. 预防

疫苗接种。儿童按常规免疫程序完成相应乙脑疫苗接种或补种。

消灭蚊虫滋生地。及时清除生活区周围的小型积水，翻盆，倒罐，加盖，填平洼地，消除积水。保持家畜、禽舍卫生。有条件的地方可定期对畜（猪）舍进行滞留喷洒等消杀灭蚊。

（七）狂犬病

狂犬病是感染了狂犬病病毒导致的人畜共患传染病，发病后几乎100%的病人会死亡。狂犬病潜伏期通常为半个月至3个月，一周以内发病或者1年以上再发病的情况均极为罕见。

1. 传染源

狂犬病的传染源见图1-28。

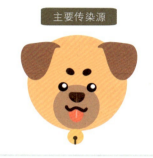

狂犬病不是狗的专利!

几乎所有恒温动物都有可能感染狂犬病毒。比较容易感染狂犬病毒的动物有狗、蝙蝠、狼、猫、狐狸、牛、马。

主要传染源

其他传染源

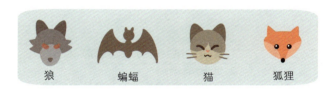

| 狼 | 蝙蝠 | 猫 | 狐狸 |

图 1-28　狂犬病传染源

2. 传播途径

狂犬病病毒一般是通过皮肤和黏膜感染人类，传播途径主要为两个：

（1）被患有狂犬病的宿主动物咬伤或抓伤；

（2）皮肤和黏膜被含有狂犬病病毒的体液或者组织所污染。

罕见情况下，可以通过器官移植或吸入气溶胶而感染狂犬病病毒。

3. 症状

狂犬病是由狂犬病病毒所导致的一种急性脑炎，其按临床表现分为"躁狂型"和"麻痹型"，前者的典型临床表现是极度恐惧、恐水、怕风、咽肌痉挛、呼吸困难、排尿排便困难及多汗流涎等，后者以肢体软瘫最为多见。

4. 治疗和预防

狂犬病暴露预防处置包括彻底清洗、冲洗伤口，及时并全程接种狂犬病疫苗以及必要时在伤口周围浸润注射狂犬病免疫球蛋白。见图1-29。

专家建议：
被犬咬伤后

◎尽快就近进行伤口清洗。

1. 用20%的肥皂水或1%的新洁尔灭彻底清洗；
2. 用清水洗净；
3. 用2%—3%碘酒或75%酒精局部消毒；
4. 局部伤口原则上不缝合、不包扎、不涂软膏、不用粉剂以利于伤口排毒。

◎到医疗机构接受暴露后预防治疗。

图1-29　被犬咬伤后如何处理

需要提醒的是，狂犬病疫苗并非只打一针，而是要通过1个月左右才能完成免疫。在接种狂犬病疫苗3个月内，再次暴露，无须加强免疫；超过3个月再次暴露，需要再次接种，具体接种次数和方案，要根据具体伤情而定。

我们呼吁文明养犬，及时给家养的狗和猫接种疫苗，不要轻易遗弃；出门遛猫、狗要拴绳，减少对他人的伤害。我们也要学会与猫、狗友好相处，了解猫、狗的肢体语言（图1-30）。如果被猫、狗咬伤，要及时到狂犬病预防接种门诊，进行狂犬病暴露预防处置。

小提示

为犬类接种疫苗是预防人类狂犬病最具成本效益的方法。

一般而言，狗在攻击前会表现出尾巴竖起或下垂且非常僵硬、耳朵向后贴近脑袋、舔嘴唇、凝视、咆哮，并伴随呲牙露齿。

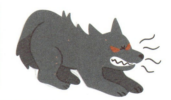

面对恶犬你应该这样做

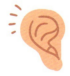

如果听到狗叫请立刻保持警惕，并确定叫声来源，尽量远离。

不要盯着狗的眼睛看，也不要大喊大叫发出恐惧的声音。

静静地站着，双手交叉在面前，低下头，保持安静，直到狗离开。

图1-30 面对恶犬怎么办

（八）布鲁氏菌病

布鲁氏菌病是由布鲁氏菌属的细菌侵入机体引起的一种人畜共患传染病。

1. 症状

急性期的主要症状是发热（典型病例表现为波状热：发热几日至几周，然后退烧，间歇3—5天至数周，再发烧、退烧，这样反复多次）；多汗，乏力；大关节游走性疼痛；肝、脾、淋巴结肿大。

2. 治疗和预防

布鲁氏菌病明确诊断后可以开始药物治疗。抗生素疗程需要根据患者病程及病情严重程度进行调整，治疗目标是控制病情，并预防并发症、疾病复发和后遗症的发生。一般治疗需要注意休息，补充营养，可病愈。

目前尚无相关疫苗，但可以采取以下措施进行预防：避免摄入未经灭菌的奶制品，避免进食生肉、半熟肉等，高危职业人群要做好个人防护（图1–31）。

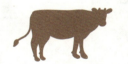
国营、集体、私营等养殖场内的牛、羊养殖人员

生物制品、布病防治科研人员

兽医

乳、肉等畜产品加工人员

皮毛加工人员

屠宰人员

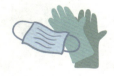
疫情处理人员

图 1–31　布鲁氏菌病职业人群

（九）鼠疫

鼠疫是鼠疫杆菌借鼠蚤传播为主的烈性传染病。14世纪爆发过席卷整个欧洲的鼠疫，因死于鼠疫的人一般都有皮下出血，全身呈青黑色，所以鼠疫又被称为黑死病。

1. 症状

感染鼠疫杆菌以后，根据临床表现可分为腺鼠疫、肺鼠疫及败血症型鼠疫等类型。腺鼠疫最为常见，通常表现为发热和局部淋巴结肿大，治愈率高。肺鼠疫常表现为高热、咳嗽、胸闷、呼吸困难、咳血，由于起病急，病情进展快，如得不到及时治疗，病死率高。败血症型鼠疫症状也较为严重。

2. 治疗

临床上可以使用多种有效抗生素进行治疗。病人如果能够早期就诊，并得到规范而有效的治疗，治愈率非常高。可疑接触者也可通过预防性服药而避免发病。

3. 预防

良好的个人卫生习惯，是做好各种传染病包括鼠疫防护最有效的措施。

外出旅游时尽量减少和野生动物接触，不去逗玩健康状况不明的旱獭等动物，做好防蚤叮咬措施，通过使用驱避剂、减少躯体暴露，避免被蚤叮咬，不私自捕猎、食用野生动物。

（十）急性出血性结膜炎

急性出血性结膜炎，又称红眼病，是一种传染性很强的眼病，多发于夏季和秋季。

1. 症状

急性出血性结膜炎的临床表现为突发结膜充血，有烧灼感，痒，分泌物多，眼睑红肿，睑结膜充血等。

2. 治疗和预防

该病病程短，自然病程为 1—3 周，一般预后良好。病期休息有利于康复。见图 1–32。

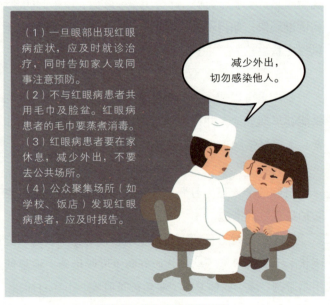

图 1–32　红眼病治疗与预防

（十一）沙眼

沙眼是由沙眼衣原体引起的一种慢性传染性结膜角膜炎，因其在睑结膜表面形成粗糙不平的外观，形似沙粒，故名沙眼。

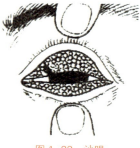

图1-33　沙眼

1. 症状

沙眼的症状见表1-2。

表1-2　沙眼的症状

初期	眼睛会有不同程度的怕光、流泪、发痒、异物感，分泌物增多； 眼睑结膜充血； 侵犯角膜会发生角膜血管炎，可导致视力减退
晚期	结膜发生严重瘢痕； 睫毛向内倒长形成倒睫，睫毛持续地摩擦角膜引起角膜混浊、白色瘢痕； 晚期常因后遗症（如睑内翻、角膜溃疡、倒睫、眼球干燥）严重影响视力

2. 预防与治疗

不用手揉眼，毛巾、手帕要勤洗、晒干。沙眼病人应积极治疗，并注意水源清洁。

（十二）登革热

登革热是登革热病毒经蚊媒传播引起的一种急性虫媒传染病。

1. 症状

患者有持续发热、剧烈头痛、肌肉痛、关节痛等症状，同时会伴有食欲减退、恶心、呕吐和皮疹；出现"三红征"，即脸部、颈部、胸部发红，貌似"酒醉状"。患者在发病前 1 天至发病后 5 天具有传染性。

2. 治疗

登革热发病时应当及时就医，目前无特效疗法，主要采用综合治疗措施。一般在治疗期应卧床休息，防止病情加重。对症治疗，若高热给予物理降温；在高热不退时，应服用退烧药。

3. 预防

登革热的预防措施见图 1-34。

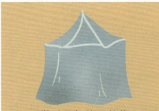

睡觉时最好使用蚊帐，还应使用纱窗或关闭门窗，防止蚊子进入室内。

尽可能别让皮肤暴露在外，穿着浅色、长袖、稍显宽松的衣裤，较为紧密的衣物面料最为理想。

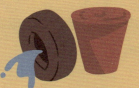

将水桶、花盆或者汽车轮胎等可能蓄水（即使蓄少量水）的容器排空，使其保持清洁或加以遮盖，让蚊子无处滋生。

按产品说明所建议的剂量来使用驱蚊剂，可根据户外停留时间的长短，选择不同浓度避蚊胺的驱蚊产品。

图 1-34 登革热的预防

（十三）埃博拉出血热

埃博拉出血热是由埃博拉病毒（图 1-35）引起的一种急性传染病。其传播途径见图 1-36。

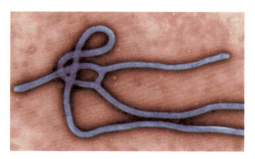

图 1-35　埃博拉病毒

不会通过空气传播　　不会通过水传播　　不会通过食物传播

接触传播是本病最主要的传播途径。可以通过接触病人和被感染动物的各种体液、分泌物、排泄物及其污染物感染。

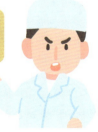

图 1-36　埃博拉出血热的传播途径

1. 症状

感染了埃博拉病毒后，这种病毒会快速在人体内扩散，袭击人体器官，造成人体内外出血，血液凝固，病人最终出现口腔、鼻腔和肛门出血等症状，患者可在24小时内死亡。埃博拉出血热的症状见图1-37。

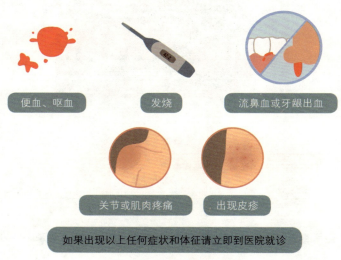

便血、呕血　　发烧　　流鼻血或牙龈出血

关节或肌肉疼痛　　出现皮疹

如果出现以上任何症状和体征请立即到医院就诊

图 1-37　埃博拉出血热症状

2. 治疗

埃博拉出血热尚缺乏特效治疗方法，主要是对症和支持治疗，注意水、电解质平衡，预防和控制出血和继发感染，治疗弥散性血管内凝血、多器官衰竭等并发症。

3. 预防

2019 年 11 月 11 日，美国食品和药物监督管理局批准 Ervebo 疫苗上市，该疫苗可用于预防 18 岁以上人群由于扎伊尔型埃博拉病毒感染导致的埃博拉病毒病。其他预防埃博拉出血热的方法见图 1-38。

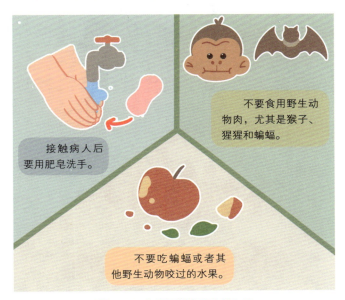

接触病人后要用肥皂洗手。

不要食用野生动物肉，尤其是猴子、猩猩和蝙蝠。

不要吃蝙蝠或者其他野生动物咬过的水果。

图 1-38　如何预防埃博拉出血热

五 预防接种知识

疫苗是人类医学史上伟大发明之一，也是预防控制各类传染病的有效手段之一。它就像忠实的勇士，时刻护卫着人类的生命与健康。

（一）原理

预防接种的原理见图 1-39。

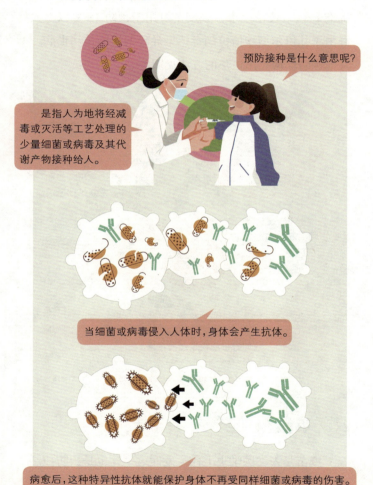

图 1-39　预防接种的原理

（二）疫苗分类

第一类疫苗，是指政府免费向公民提供，公民应当按照政府的规定受种的疫苗；第二类疫苗，是指公民自费并且自愿接种的其他疫苗。

（三）预防接种也有禁忌

目前，除狂犬疫苗外，患病时不能接种疫苗，如感冒、发热，或者有急性、慢性传染病，心、肝、肾有严重疾病以及特定过敏史者，不宜进行接种。

（四）可能出现的不良反应

疫苗不是治疗疾病的药物，而是以病原微生物或其组成成分、代谢产物为起始材料，采用生物技术制备而成的用于预防人类相应疾病的生物制品。人接种疫苗后，由于人体受到了抗原的刺激，就会出现某些反应，从而刺激体内产生一定的抵抗力。人接种疫苗后可能会出现不良发应。常见的不良反应如局部疼痛、红肿、低烧、起疹子。反应若轻微，一般不需就医，1—2 天后即可恢复。

（五）疫苗并非"金钟罩"

接种了疫苗并非有了"金钟罩"，任何疫苗都不能保证 100% 预防相关疾病。

首先，疫苗的种类有所不同，注射的频率和次数也有所不同。传统的疫苗类型有灭活疫苗和减毒活疫苗两种（表 1–3）。

表 1-3　灭活疫苗和减毒活疫苗的优缺点

灭活疫苗	优点	易保存、运输 毒力无法恢复 免疫力低下者也能使用
	缺点	需要多次注射，免疫效果时间短 通常只能肌肉注射
减毒活疫苗	优点	类似自然感染，在机体内可复制 可产生持久免疫 可皮下注射或口服
	缺点	毒力有可能恢复 不易保存、运输 免疫力缺陷者慎用

　　其次，一些疫苗是我们针对相关疾病的已知病毒类型做出预测后培育的病毒，但导致我们发病的病毒会发生变异，所以即使接种了相关疫苗，也要对该疾病进行预防，以防病毒变异等不确定因素造成的感染。

　　再次，部分人群因自身身体素质较弱，对疾病的抵抗力也较低，所以即使接种了疫苗，也可能因自身免疫力过低而患病。

　　希望大家正确看待疫苗接种，定时进行部分疫苗的再接种；同时注意锻炼身体，让疾病远离自己。

　　面对传染病，我们不必过分恐慌，坚定信心，做好防护，科学防治，精准施策，一定能平安健康。同时，面对自然、面对生命，我们应始终保持敬畏之心，寻求人类与自然的和谐共处才是最好的生存之道。

慢性非传染性疾病的认知、防控和救护

一 慢性非传染性疾病的基础知识

慢性非传染性疾病是指病情持续时间长、发展缓慢的疾病，简称慢性病。见表2-1。

表2-1 慢性非传染性疾病

慢性非传染性疾病	心脑血管疾病（如心脏病发作和中风） 癌症 慢性呼吸道疾病（如慢性阻塞性肺病和哮喘） 糖尿病

慢性非传染性疾病的发生是生命全周期危险因素逐渐累积的过程，从健康发展为疾病，中间要经历高风险状态。对于处于高风险状态的人群，如果及时给予健康管理，也能转归为健康人群。

二 常见慢性病

（一）高血压

高血压是常见的慢性病之一，也是诱发脑卒中和冠心病等各种心脑血管疾病最主要的危险因素。血压参考表见表2-2。

表2-2 血压参考表

分类	收缩压（mmHg）		舒张压（mmHg）
正常血压	<120	和	<80
正常高值	120—139	和（或）	80—89
高血压	≥140	和（或）	≥90
1级高血压	140—159	和（或）	90—99
2级高血压	160—179	和（或）	100—109
3级高血压	≥180	和（或）	≥110

心脏每一次收缩，会将血液压送进血管，从而将血液输送至全身。血管中的血液对血管壁的压力就是血压（图2-1），通常指动脉血压。

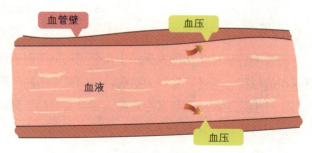

图2-1 血压

1. 症状

大多数高血压患者没有任何症状，因此高血压也被称为无声的杀手。有时，高血压能引起头痛、气短、头晕、胸痛、心悸和鼻出血等症状。

血压越高，心脏、大脑、肾脏等器官的血管受到损害的风险就越大。高血压的"前因后果"见图2-2。

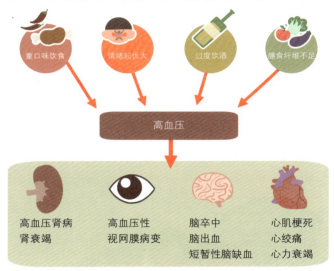

重口味饮食　情绪起伏大　过度饮酒　膳食纤维不足

高血压

高血压肾病　　高血压性　　脑卒中　　　心肌梗死
肾衰竭　　　　视网膜病变　脑出血　　　心绞痛
　　　　　　　　　　　　　短暂性脑缺血　心力衰竭

图2-2　高血压的"前因后果"

2. 防治

所有成年人都应进行常规血压检查。如果出现高血压应向医生征询建议。

对某些人而言，改变生活方式足以控制血压。减少盐的摄入量也会有帮助。对有些人而言，光有这些改变还不够，他们还需要处方药才能使血压得到控制。

每个人都能通过具体措施，把罹患高血压并导致相应不良后果的概率降到最低。

注重健康饮食：促进健康的生活方式，重点是营养要合理；将盐的摄入量降至每日6克以下；降低饱和脂肪和总脂肪摄入量；有节制地饮酒或不饮酒，不抽烟。

进行体育锻炼：鼓励每天进行体育锻炼（至少半小时），保持正常体重。

以健康的方式处理压力，如可进行默想、适当的体育锻炼和积极的社交活动。

3. 急救

高血压患者如果血压突然急剧升高，出现恶心、呕吐、头晕、头痛、双眼视物模糊等症状，或者出现肢体一侧麻木、活动障碍等症状，需要紧急降压治疗，见图2-3。

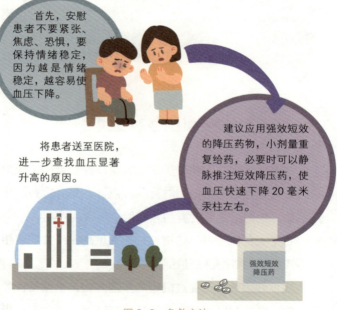

首先，安慰患者不要紧张、焦虑、恐惧，要保持情绪稳定，因为越是情绪稳定，越容易使血压下降。

建议应用强效短效的降压药物，小剂量重复给药，必要时可以静脉推注短效降压药，使血压快速下降20毫米汞柱左右。

将患者送至医院，进一步查找血压显著升高的原因。

强效短效降压药

图 2-3　急救方法

（二）糖尿病

糖尿病是胰岛素分泌作用缺陷引起的以血糖升高为特征的代谢病。糖尿病的典型症状是"三多一少"（多饮、多食、多尿、体重减轻）。出现糖尿病典型症状并符合以下任何一个条件的人（图 2-4），可以诊断为糖尿病。

1 一天中任意时间静脉血浆葡萄糖 ≥ 11.1 mmol／L

2 空腹静脉血浆葡萄糖 ≥ 7.0 mmol／L

3 口服葡萄糖耐量试验 2 小时静脉血浆葡萄糖 ≥ 11.1 mmol／L

图 2-4　糖尿病诊断标准

1. 危害

糖尿病控制不良将产生严重危害（图 2-5）。糖尿病患者常伴有脂肪、蛋白质代谢异常，长期高血糖可引起多种器官，尤其是眼、心脏、血管、肾脏、神经的损害或一些器官功能不全或衰竭，导致残废或者过早死亡。

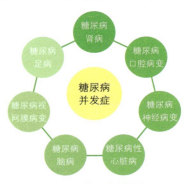

图 2-5　糖尿病并发症

2. 治疗与预防

"管住嘴，迈开腿，药帮忙。"（图 2-6）积极治疗糖尿病，平稳控制病情，延缓并发症，糖尿病患者可同正常人一样享受生活。

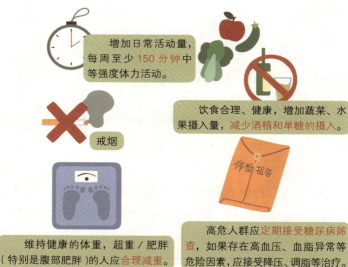

增加日常活动量，每周至少 150 分钟中等强度体力活动。

饮食合理、健康，增加蔬菜、水果摄入量，减少酒精和单糖的摄入。

戒烟

维持健康的体重，超重／肥胖（特别是腹部肥胖）的人应合理减重。

高危人群应定期接受糖尿病筛查，如果存在高血压、血脂异常等危险因素，应接受降压、调脂等治疗。

图 2-6　糖尿病人注意事项

小提示

吃、动平衡，合理用药，控制血糖，达到或维持健康体重；主食定量，粗细搭配，全谷物、杂豆类占 1／3；多吃蔬菜、水果适量，种类、颜色要多样；常吃鱼禽，蛋类和畜肉适量，限制加工肉类；奶类豆类天天有，零食加餐合理选择；清淡饮食，足量饮水，限制饮酒；定时定量，细嚼慢咽，注意进餐顺序；注重自我管理，定期接受个体化营养指导。

——《中国糖尿病膳食指南》

3. 低血糖处理

糖尿病患者在接受一些降糖药物治疗，且饮食或运动不当时容易发生低血糖（症状有发抖、心跳加快、饥饿、出虚汗、四肢无力、头疼、惊厥等），甚至有生命危险。频繁发生低血糖的患者应随身携带预防低血糖的食物和急救卡，见图 2-7。

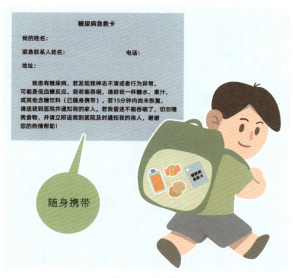

图 2-7　急救卡

糖尿病患者发生低血糖时，可饮用一杯含食糖15—20克的糖水或含葡萄糖15—20克的葡萄糖水，或者饮用果汁、可乐；也可吃1—2汤匙蜂蜜，或者吃约重30克的糖块或饼干；还可服用葡萄糖片。

（三）冠心病

冠心病是"冠状动脉粥样硬化性心脏病"的简称，是指冠状动脉粥样硬化使管腔狭窄或阻塞，导致心肌缺血、缺氧而引起的心脏病。人们通常所说的心绞痛和心肌梗死就是冠心病的两个最常见类型。冠心病的发展过程见图2-8。

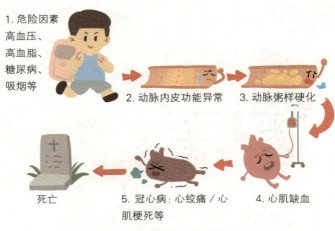

1.危险因素
高血压、高血脂、糖尿病、吸烟等

2.动脉内皮功能异常

3.动脉粥样硬化

4.心肌缺血

5.冠心病：心绞痛／心肌梗死等

死亡

图2-8 冠心病的发展过程

1.类型

冠心病可分为五种临床类型：无症状性心肌缺血型、心绞痛型、心肌梗死型、缺血性心肌病型、猝死型。

无症状性心肌缺血型：病人无心绞痛症状，但心电图负荷或动态检查有心肌缺血的心电图改变。

心绞痛型：心肌供血不足引起发作性胸骨后疼痛。

心肌梗死型：冠状动脉闭塞导致心肌急性缺血性坏死。

缺血性心肌病型：长期缺血导致心肌纤维化，引起心脏增大、心力衰竭和心律失常。

猝死型：缺血心肌局部发生电生理紊乱，引起严重的室性心律失常，导致心脏骤停而猝然死亡。

冠心病的症状如图 2-9。

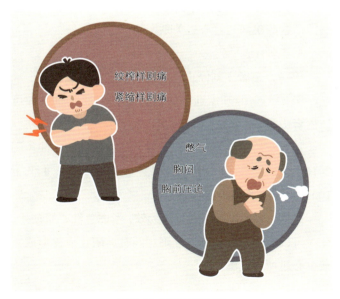

图 2-9　冠心病的症状

2. 预防

合理饮食，不要偏食，不宜过量。要控制高胆固醇、高脂肪食物的摄入，多吃素食。同时要控制总热量的摄入，限制体重增加。

生活要有规律，避免过度紧张；保持足够的睡眠，培养多种情趣；保持情绪稳定，切忌急躁、激动或闷闷不乐。

保持适当的体育锻炼活动，增强体质。

不吸烟、酗酒：烟可使动脉壁收缩，促进动脉粥样硬化；而酗酒则易情绪激动，血压升高。

积极防治某些慢性疾病，如高血压、高血脂、糖尿病等，这些疾病与冠心病关系密切。

3. 急救

第一，患者立刻停止一切活动，安静休息。

第二，立即开窗通风，保持空气新鲜。有条件可让患者吸氧。

第三，心绞痛发作时，患者舌下含服硝酸甘油（图2-10），一般 1—2 分钟内奏效。收缩压（高压）低于 100 mmHg 时禁用硝酸甘油。

第四，如果含服硝酸甘油无效，考虑急性心肌梗死，此时可以嚼服 100—300 mg 阿司匹林，阻止血栓形成，减少心肌梗死范围。

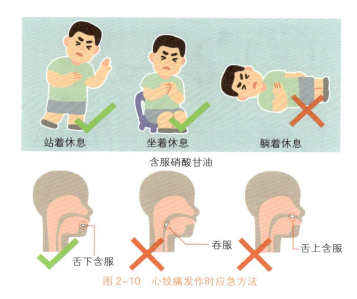

站着休息　　　坐着休息　　　躺着休息

含服硝酸甘油

舌下含服　　　吞服　　　舌上含服

图2-10　心绞痛发作时应急方法

第五，如患者发生急性心肌梗死，尽快拨打急救电话120。

第六，如果患者意识突然丧失，呼吸停止，立即在其胸部中央连续快速用力按压，按照30∶2的按压和人工呼吸频率做心肺复苏。

（四）脑卒中

脑卒中也称为脑中风，是大脑里面的血管突然发生破裂出血或因血管堵塞造成大脑缺血、缺氧而引起的。

1.病因及分类

脑卒中病因及分类见图2-11。

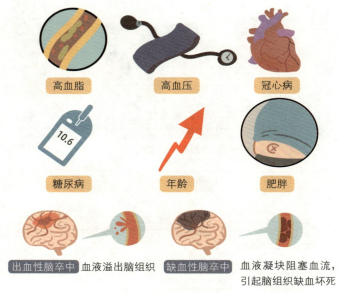

高血脂　　高血压　　冠心病

糖尿病　　年龄　　肥胖

出血性脑卒中　血液溢出脑组织　缺血性脑卒中　血液凝块阻塞血流，引起脑组织缺血坏死

图 2-11　脑卒中的病因及分类

2. 预防

远离脑卒中，预防是关键：控制血糖血脂，高血压患者按时服用降压药物；控制摄入的总热量，保持正常体重；膳食平衡，饮食清淡有节制；避免严重的咳嗽，防止大便秘结；生活有规律，防止情绪波动；适量运动，保持健康的生活方式；注意气候因素的影响，冬季注意防寒保暖，夏季及时补充水分。

3. 急救

识别脑卒中后应立即送医院进行救治。因为发病后3小时内是脑卒中患者的黄金抢救时间，而 4.5 小时是有效抢救的极限值。脑卒中的急救常识见表2-3。

表2-3　脑卒中的急救常识

脑卒中的急救常识	若有人发生脑卒中，身边的人应将患者放平，仰卧位，不要枕枕头，把患者的头偏向一侧
	切忌给患者服用药物；在没有确认前，随意用药可能会加重病情
	立即拨打急救电话，并简单叙述病情，让急救医生做好抢救准备。不要选择自驾车或出租车转运

小提示

国家卫生健康委脑防委、中国卒中学会推荐"1-2-0"法（图2-12）识别脑卒中。

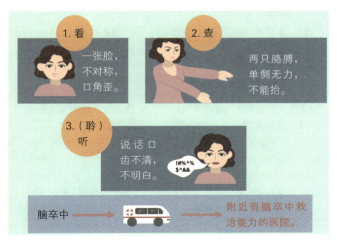

图2-12　"1-2-0"法

（五）恶性肿瘤

恶性肿瘤又称癌症，是一大类疾病的总称。我国最常见的癌症包括肺癌、乳腺癌、胃癌、肝癌、结直肠癌、食管癌、子宫颈癌、甲状腺癌等。

1.致癌因素及自测法

大部分癌症是人体细胞在外界因素长期作用下，基因损伤和改变长期积累的结果，是一个多因素、多阶段、复杂渐进的过程，从正常细胞发展到癌细胞通常需要十几年到几十年的时间。致癌因素十分复杂，包括化学、物理和慢性感染等外部因素以及遗传、免疫、年龄、生活方式等自身因素。

癌症的治疗效果和生存时间与癌症发现的早晚密切相关，发现越早，治疗效果越好，患者的生存时间越长。规范的防癌体检能够早期发现癌症。关注身体出现的癌症危险信号（表2-4），出现有关症状应及时到医院进行诊治。

表 2-4　癌症危险信号

1. 身体浅表部位出现异常肿块；	7. 持久性声音嘶哑，干咳，痰中带血；
2. 体表黑痣和疣等在短期内色泽加深或迅速增大；	8. 听力异常，流鼻血，头痛；
3. 身体出现异常感觉：哽咽感、疼痛等；	9. 阴道异常出血，特别是接触性出血；
4. 皮肤或黏膜的溃疡经久不愈；	10. 无痛性血尿，排尿不畅；
5. 持续性消化不良和食欲减退；	11. 出现不明原因的发热、乏力，进行性体重减轻
6. 大便习惯及性状改变或带血；	

2. 预防

远离烟草可使您远离多种癌症。

癌症是可以预防的，远离癌症，要从改变不健康生活方式做起。

预防和治疗有关病毒和细菌等感染，可以减少相关癌症发生。

（1）防肺癌——防"四气"

烟草烟气污染：吸烟已经是全球公认的肺癌高发因素，防肺癌要远离一手烟、二手烟和三手烟。

室外大气污染：室外空气质量不好时，外出最好佩戴口罩。

厨房油烟污染：烹饪过程中燃烧释放出的有害气体也是肺癌高发的元凶，所以烹饪时应全过程打开抽油烟机，并保持室内通风。

装修材料污染：房屋装修完产生的氡、甲醛等有害气体是肺癌高发的因素。

（2）防胃癌——忌辣忌咸

吃盐过多会损伤胃黏膜，使胃壁上的细胞萎缩，而加工肉制品（如腌肉）和腌制类食品（如酸菜）等都含较多食盐，制作过程中还会产生大量亚硝酸盐，过多摄入会对肠胃造成损伤，甚至诱发癌前病变。

另外，很多人爱吃辣，没有辣椒、辣酱就觉得饭菜不香。然而，麻辣小龙虾、水煮鱼等辛辣食品都会刺激胃肠道黏膜，长期反复刺激，就会造成胃部细胞癌变。

（3）防肝癌——"四不"

不吃发霉食物。发霉食物中可能产生黄曲霉毒素，而黄曲霉毒素为致肝癌物质。因此食物应妥为存放，一旦发霉就应立即丢弃。

不吃腌菜。酸菜、咸菜等腌菜爽口开胃，许多人喜欢以腌菜下饭。但腌菜中含有较多的亚硝胺，实验证明其与肝癌的发生有关，最好不吃。

不饮酒。长期饮酒会引起酒精性肝炎，导致酒精性肝硬化，最终引发肝癌。肝炎—肝硬化—肝癌，是"肝癌三部曲"。

不食用变质的动、植物油。一些变质的油类中含有丙二醛，它能使蛋白质的结构变异，导致变异蛋白质的细胞失去正常功能并向初期癌细胞转化。

（4）防食管癌——别趁热吃

食管癌主要是一些饮食习惯导致的，比如趁热吃。趁热吃、趁热喝虽然一时觉得很舒服，但是过高的温度会导致食道黏膜损伤，长此以往反复刺激，就会引起食管黏膜上皮细胞变性或造成破损、溃烂等，诱发癌变。

（5）防结直肠癌——"一减两加"

"一减"：减少摄入"双高"食物。"双高"食物是指高动物蛋白、高脂肪的食物。研究表明，长期吃高脂肪、高蛋白、低纤维素食物是诱发结肠癌的原因之一。《自然》杂志上一项研究显示，高脂肪饮食会改变肠道中的微生物群，从而刺激肠道肿瘤的生长。

"两加"：增加蔬果和运动。果蔬中的膳食纤维能够促进肠道蠕动，减少废物在肠道内堆积。另外，尽量保持每周 3 次 30 分钟以上运动。运动可以显著降低肠癌危险。

（6）防胰腺癌——积极防治糖尿病

胰腺肿瘤外科专家介绍，虽然目前胰腺癌高发的具体原因还不十分清楚，但高脂肪食物摄入过量、蔬菜摄入不足以及体育运动减少都可能导致该病。

糖尿病与胰腺癌关系密切。糖尿病患者的胰腺癌发病率比一般人高，因此积极防治糖尿病对防胰腺癌有意义。

（7）防乳腺癌——记住"3 个 1"

预防记住 "3 个 1"，即 1 年 1 次专科检查，1 月 1 次自我检查，1 天 1 次乳房清洁。

1 年 1 次专科检查：每年要到医院由专科医生根据身体情况进行超声或是 X 线检查，有条件者还可进行核磁共振检查。其中，超声和 X 线检查相结合可使乳腺癌诊断的准确率达到 98%。

1 月 1 次自我检查：每个月都要对乳房进行自我检查，最好固定在月经后 3—7 天，如果自查时摸到乳房内有孤立、无痛、很硬的肿块，应尽早到医院排查是否患有乳腺癌。

1 天 1 次乳房清洁：每天临睡前最好对乳房进行清

洁和保养，但要避免使用含有激素的丰胸产品。

（8）防白血病——少染发

白血病又称血癌，是国内十大高发恶性肿瘤之一。致癌因素包括电离辐射、某些化学物质、病毒等。一些有害化学物质，尤其是苯及其衍生物可以导致白血病。它们存在于一些装修材料、染发剂中，因此预防白血病应少染发，避免装修材料中有害化学物质的污染。

（9）防淋巴癌——会减压

专家介绍，淋巴癌的发病与人体免疫功能低下有很大关系。如果人长期工作压力过大，导致精神紧张、心理压力大、生活作息不规律，使人很劳累，造成人体抵抗力下降，就可能会诱发淋巴癌。另外，免疫功能缺陷也是导致淋巴癌发生的一个常见原因。一般情况下，人体的免疫系统有免疫监视的功能，而如果免疫出现障碍就很容易会导致病毒感染，可能引发淋巴癌。

小提示

三分之一的癌症完全可以预防，三分之一的癌症可以通过早期发现得到根治，三分之一的癌症可以运用现有的医疗措施延长生命、减轻痛苦、改善生活质量。

——世界卫生组织

（六）慢阻肺

慢阻肺即慢性阻塞性肺病，是一种以持续阻塞来自肺部的气流为特征的肺部疾病。

1. 症状

最常见的呼吸症状包括呼吸困难、咳嗽或咳痰，其他可能的症状有胸闷和喘息，见图 2-13。重度患者常有乏力、体重下降和食欲减退等症状。慢阻肺后期会出现低氧血症和高碳酸血症，可合并肺源性心脏病和右心衰竭。

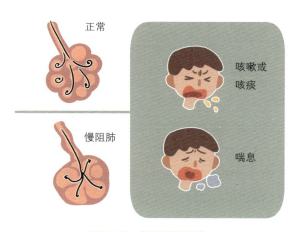

正常

慢阻肺

咳嗽或咳痰

喘息

图 2-13　慢阻肺的症状

2. 发病原因

慢阻肺的发病原因见图 2-14。

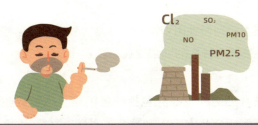

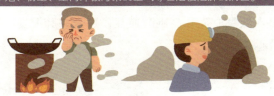

图 2-14 慢阻肺的发病原因

3. 预防

（1）避免吸烟，及早戒烟。

（2）避免或减少有害气体、粉尘及烟雾的吸入。

（3）预防呼吸道感染。

（4）对慢支患者进行肺通气功能的监测。

（5）提高慢阻肺患者的生活水平，避免环境污染。

4. 急救

（1）喷沙丁胺醇以缓解症状，送往医院做进一步检查。

（2）若因气道有异物而呼吸衰竭，需要进行气道异物的清理。首先要让病人平卧，把下颚上抬，打开气道，清除口腔异物。清除异物后进行人工呼吸，等待急救车将其送往医院进一步治疗。

（七）肥胖症

肥胖症是一种由多种因素引起的慢性代谢性疾病，以体内脂肪细胞的体积和细胞数增加致体脂占体重的百分比异常增高并在某些局部过多沉积脂肪为特点。

1.病因

肥胖症的病因：不良的生活方式，包括摄入热量过多和运动少，内分泌疾病如甲状腺机能减退症、库欣综合征等，遗传因素，长期服用一些影响体重的药物。

肥胖症的危害见图 2–15。

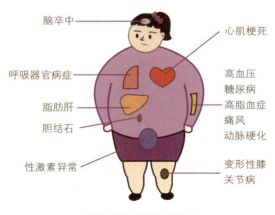

脑卒中

呼吸器官病症

脂肪肝

胆结石

性激素异常

心肌梗死

高血压
糖尿病

高脂血症
痛风
动脉硬化

变形性膝
关节病

图 2–15　肥胖症的危害

2. 预防

影响人体重关键的因素在于饮食与运动，因此控制体重需要通过调节饮食并结合运动进行干预，提高基础代谢。

需要强调的是，减体重过快不是好事。医学和营养学的研究显示，体重的减少速率不宜过快。快速减重通常减少的都是体内的水分，对真正影响体型的脂肪作用甚微，并会伴随一系列副作用。

（八）颈椎病

颈椎病又称颈椎综合征，是颈椎骨关节炎、增生性颈椎炎、颈神经根综合征、颈椎间盘脱出症的总称，是一种以颈椎（图2-16）退行性病理改变为基础的疾病。

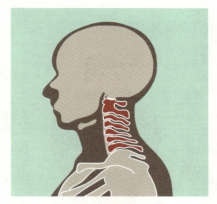

图2-16　人体颈椎位置

1. 病因

颈椎病的病因有颈椎的退行性变、慢性劳损、头颈部外伤、咽喉部炎症、发育性椎管狭窄、颈椎的先天性畸形等。

2. 预防

避免头、颈部急性外伤：遇到急刹车时，头部突然后仰，造成颈椎挥鞭性损伤；为了防御而急速扭颈；被巴掌打击头部，引起颈肌及其周围软组织损伤等。

改善与调整睡眠状态：使用质地柔软、透气性好的元宝形枕头（图2-17）。睡眠体位应使胸部、腰部保持自然曲度，双髋、双膝呈屈曲状，使全身肌肉放松。

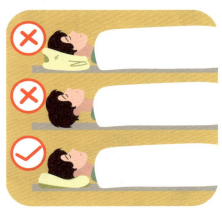

图2-17 选择合适的枕头

纠正与改变工作中的不良体位（图2-18）：在坐姿上，要尽可能保持自然端坐位，头部保持略微前倾；调节桌、椅之间的高度比例，避免头颈部过度后仰或前倾、前屈，使头、颈、肩、胸保持正常生理曲线；在工作一段时间后，一般在1—2小时，让头部颈向另一方向转动；连续工作或学习60分钟以上的，最好停下手中工作稍稍活动一下，做一些伸展及转头（图2-19）、转体运动，避免因长期固定于一种姿势而引起颈、肩、腰痛。

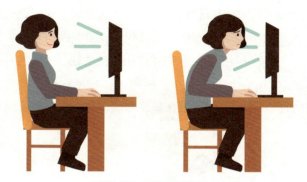

图 2-18　纠正不良姿势

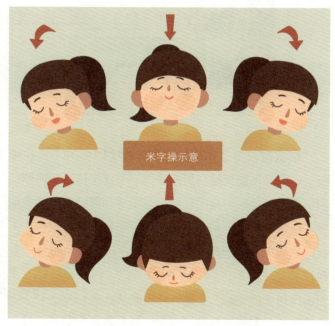

米字操示意

图 2-19　米字操

体育锻炼：在闲暇时，应适当进行羽毛球、乒乓球等运动。仰卧起坐和游泳也是很好的锻炼方法。

小提示

颈椎按摩时要特别注意避开颈动脉窦等处，因为刺激它可能引起心率减慢、血压下降，有时候还会引起心脏骤停。

突发公共卫生事件认知和应急

一 群体性食物中毒

食物中毒，是指食用了被有毒有害物质污染的食品或食用了含有有毒物质的食品而出现的急性、亚急性疾病。按引起中毒食品的种类，食物中毒可分为细菌性食物中毒、真菌性食物中毒、化学性食物中毒、植物性食物中毒、动物性食物中毒。通常，进食后感觉肠胃不舒服，出现恶心、呕吐、腹痛、腹泻等症状，共同进餐的人往往出现相同的症状。

群体性食物中毒，是指在一定时间内，在某个相对的区域内因食入或吸入特定有毒物质后，同时或相继出现 3 例及以上相同临床症状、体征者。

小提示

遇到突发环境应急事件，可以拨打全国环保热线 12369。

（一）如何诊断群体性食物中毒

（1）中毒病人在相近的时间内均食用过某种相同的中毒食品，未食用者不中毒。停止食用中毒食品后，发病很快停止。

（2）潜伏期较短，发病急剧，病程亦较短。

（3）所有中毒病人的临床表现基本相似。

（4）一般无人与人之间的直接传染。

（5）食物中毒的确定应尽可能有实验室诊断资料，但由于采样不及时或已用药或其他技术、学术上的原因而未能取得实验室诊断资料，可判定为原因不明食物中毒，必要时可由三名副主任医师以上的食品卫生专家进行评定。

（二）应急处理措施

（1）停止食用可疑中毒食品，立即去医院就诊。

（2）采集病人血液、尿液、吐泻物标本，以备送检。

（3）为防止中毒蔓延，责令食品生产经营者收回已售出的可能造成食物中毒的食品。

（4）迅速排毒处理，包括催吐、洗胃、导泻或灌肠；但病人已有强烈呕吐、腹泻或消化道有损伤（见到血性呕吐或排泄物）时，不宜再用上述方法。

二 饮水污染中毒

饮水污染中毒事件特指由于在生产、加工过程中污染了生活饮用水，或者因化学物品泄露等污染了生活饮用水而造成一定范围内人群中毒的事件，不包含致病微生物引起的感染性和传染性疾病。

小提示

《生活饮用水卫生监督管理办法》第十九条　县级以上地方人民政府卫生计生主管部门负责本行政区域内饮用水污染事故对人体健康影响的调查。当发现饮用水污染危及人体健康，须停止使用时，对二次供水单位应责令其立即停止供水；对集中式供水单位应当会同城市住房城乡建设主管部门报同级人民政府批准后停止供水。

应急要点如下。

（1）当饮用水被污染时，应立即停止使用，及时向卫生监督部门或疾病预防控制中心报告情况，并告知居委会、物业部门和周围邻居停止使用。

（2）用干净容器留取3—5升水作为样本，提供给卫生防疫部门。

（3）不慎饮用了被污染的水，应密切关注身体有无不适，如出现异常，应立即到医院就诊。

（4）立即拨打120，迅速将中毒者送往医院抢救。

（5）在发生中毒事故区域特别是下风向的人员应

尽快撤离或就地躲避在建筑物内。

三 群体性不明原因疾病

群体性不明原因疾病是指一定时间内（通常是指 2 周内），在某个相对集中的区域（如同一个医疗机构、自然村、社区、建筑工地、学校等集体单位）内同时或者相继出现 3 例及以上相同临床表现，经县级及以上医院组织专家会诊，不能诊断或解释病因，有重症病例或死亡病例发生的疾病。

小提示

发现群体性不明原因疾病，两小时内必须报告。

1. 特点

群体性不明原因疾病具有临床表现相似性、发病人群聚集性、流行病学关联性、健康损害严重性的特点。这类疾病可能是传染、中毒或者其他未知因素引起的。

2. 分级

根据卫应急发［2007］21 号文件，群体性不明原因疾病事件分为特别重大（Ⅰ级）、重大（Ⅱ级）、较大（Ⅲ级）三级，各级政府及其有关部门根据统一领导、分级响应的原则做出相应级别的应急反应，并按事件发展的进程，随时调整。

3. 控制群体性不明原因疾病的方法

（1）救治危重病人，隔离治疗病人和疑似病人。

（2）对密切接触者进行医学观察，寻找共同暴露者。

（3）排查可疑致病源。

（4）对可能的污染物品和环境消毒。如有必要，报经当地政府同意后，对可能染疫的野生动物、家禽家畜进行控制或捕杀。

（5）启动预警机制，进行公众健康教育。